AF384559

# LA

# MÉDECINE D'IMAGINATION

PAR

## Ch. FÉRÉ

**Médecin - Adjoint de la Salpêtrière**

(Extrait du *Progrès médical* : 1884, n° 46 ; 1886, n⁰ˢ 35, 36 et 37)

# PARIS

AUX BUREAUX DU
**PROGRÈS MÉDICAL**
14, rue des Carmes, 14.

**A. DELAHAYE & E. LECROSNIER**
ÉDITEURS
Place de l'École de Médecine.

**1886**

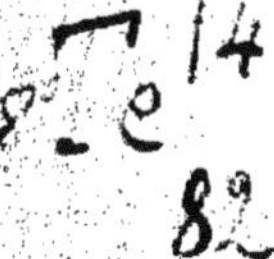

# MÉDECINE D'IMAGINATION

---

## I.

« Si la médecine d'imagination était la meilleure, pourquoi ne ferions-nous pas de la médecine d'imagination? » Ce n'est pas parce que cette proposition a été formulée par un disciple de Mesmer, qu'il faut nous croire obligés de la rejeter sans examen. Donc examinons.

C'est en 1869 que, pour la première fois, M. Russell Reynolds (1) signala l'existence des troubles moteurs et sensitifs développés sous l'influence d'une *idée*. Les troubles de la motilité consistaient quelquefois en spasmes, en mouvements ataxiques ou incoordonnés, mais le plus souvent en paralysies portant sur les membres inférieurs, et Erb les décrit sous le nom de paraplégies par *imagination* (2).

Le type de ces paraplégies nous est fourni par la première observation de M. Reynolds, dans laquelle il s'agit d'une jeune fille qui devint paraplégique dans les circonstances suivantes :

---

(1) Russell Reynolds. — *Remarks on paralysis and other disorders of motion and sensation dependent on idea* (*Brit. med. jour.*, t. II, 1869, p. 378, 835, 2 octobre et 6 novembre).

(2) Erb. — *Paraplegie durch Einbildung* (*Handb. der Krank. d. Nervensystems*, p. 826, in Ziemssen. Vol. XI, 2e partie, 1878.)

Elle vivait seule avec son père qui avait subi des revers de fortune, et qui, à la suite de chagrins prolongés, devint paralytique. Elle subvenait aux besoins du ménage en donnant des leçons qui la forçaient de faire de longues courses dans la ville. Sous l'influence de la fatigue déterminée par ces marches, l'idée lui vint qu'elle pourrait devenir paralysée elle-même et qu'alors la situation serait terrible. Sous l'influence de cette idée persistante, elle sentit ses membres inférieurs s'affaiblir ; et au bout de peu de temps, la marche devint complétement impossible. M. Reynolds comprit la pathogénie de l'affection, et lui imposa un traitement purement moral : à la suite d'essais répétés, il finit par convaincre la malade qu'elle pouvait marcher, et le fait est qu'elle marcha.

M Reynolds rapporte encore un cas remarquable dans lequel, sans impuissance motrice véritable, il existait une incoordination motrice telle que la marche était impossible. C'est à propos d'un cas de ce genre que M. Charcot a été amené à étudier à son tour ces *paralysies psychiques* ; et il s'est appliqué à montrer que l'interprétation donnée par l'auteur anglais est des plus légitimes. A cette occasion, le professeur de la Salpétrière a mis une fois de plus en lumière le parti que l'on peut tirer de l'hypnotisme pour l'étude expérimentale des phénomènes qui se présentent spontanément chez les sujets sains ou malades.

On peut, dans la période somnambulique de l'hypnotisme suggérer un certain nombre de phénomènes qui persistent après le réveil (1). Parmi ces phénomènes, il faut noter les paralysies. Si on impose à une somnambule l'idée qu'elle est paralysée du bras droit, on voit, qu'en effet, ce membre perd la faculté de se mouvoir ;

---

(1) Ch. Féré. — *Les hypnotiques hystériques considérées comme sujets d'expérience en médécine mentale ; illusions, hallucinations, impulsions irrésistibles provoquées : leur importance au point de vue médico-légal* (Soc. Méd. psychologique et *Arch. de Neurologie*, 1883, t. VI, p. 122). — Dumontpallier *Bull. Soc. Biologie*, 1882-1883 passim.

et si la suggestion a été provoquée d'une façon appropriée, la paralysie persiste après le réveil. M. Charcot a montré que ces paralysies présentent souvent des caractères objectifs qui permettent de les rapprocher des paralysies organiques : l'impuissance motrice s'accompagne, en effet, d'exagération des réflexes tendineux, de trépidation spinale, indiquant que l'action cérébrale est complètement supprimée ; et, en outre, MM. Richer et Gilles de la Tourette ont montré qu'il existe une exagération et une modification de la secousse musculaire provoquées par le choc galvanique (1). De plus, la malade ne peut avec sa main saine trouver sa main paralysée ; il y a perte du sens musculaire. Du reste, on peut tout aussi bien, par le même procédé, obtenir une paralysie avec contracture qu'une paralysie flasque.

En outre, comme le fait remarquer M. Bernheim : « beaucoup de sujets qui ont été hypnotisés antérieurement peuvent, sans être hypnotisés de nouveau, présenter à l'état de veille l'aptitude à présenter les mêmes phénomènes suggestifs (2), » c'est-à-dire que l'on peut, chez certains sujets hypnotisables, provoquer à l'état de veille des paralysies par suggestion. Mais ce n'est pas tout, M. Bottey (3), confirmant les recherches de M. Bernheim, a montré en outre, que chez certains sujets qui n'ont jamais été soumis au sommeil somnambulique, on peut provoquer des paralysies en leur inculquant fortement l'idée qu'elles vont être paralysées. Nous voici donc arrivés expérimentalement à la paralysie psychique de M. Russell Reynolds.

M. Charcot, après avoir répété ces diverses expériences, montre qu'en somme entre la somnambule et

---

(1) Richer et Gilles de la Tourette. — *Note sur les caractères cliniques des paralysies psychiques expérimentales. Progrès médical*, 1884, p. 241).

(2) Bernheim. — *De la suggestion dans l'état hypnotique et dans l'état de veille.* 1884, p. 47.

(3) Bottey. — *Société de Biologie*, 15 mars 1874.

le sujet suggestible à l'état de veille, il n'y a point de saut, mais des transitions graduelles, qui permettent de faire comprendre les paralysies psychiques accidentelles, et démontrent leur réalité.

De la pathogénie de ces paralysies psychiques découlait, le traitement moral qui a été, en effet, institué par M. Reynolds avec succès. On nous permettra d'insister un peu sur cette *médecine d'imagination*, sur cette *thérapeutique suggestive*, car c'est bien le nom qu'elle mérite. Comment procède-t-on en effet ? Sous l'influence d'une idée persistante suggérée par les circonstances extérieures, il se développe une paralysie; le médecin, usant de son autorité, suggère l'idée de guérison nécessaire, incontestable, et la paralysie guérit; la cure aussi bien que le développement du trouble fonctionnel a été déterminée par une *idée*. L'idée peut donc être, suivant les circonstances, un *agent pathogène* et un *agent thérapeutique*. C'est une notion qui n'est pas nouvelle; mais, ayant été mal interprétée, elle est restée inféconde.

On a appelé *maladies imaginaires* les *maladies par imagination*; et cette confusion de termes a confirmé une confusion d'idées. Or, nous venons de le montrer par un fait concret, les maladies par imagination, c'est-à-dire provoquées par une idée fixe, sont des maladies réelles et offrant pour quelques-unes au moins des caractères objectifs indiscutables.

L'existence de maladies par imagination étant démontrée, il est prouvé du même coup qu'il n'existe pas, et qu'il ne peut pas exister de maladies imaginaires, c'est-à-dire de maladies purement fictives; puisque, dès que le sujet s'est laissé imposer cette idée fixe qu'il est affecté d'un trouble fonctionnel quelconque, ce trouble fonctionnel se développe à un certain degré. Et il faut ajouter que ces malades par imagination ne sont pas seulement affectés d'un trouble local : pour se laisser dominer par cette idée de maladie, il faut être particulièrement excitable et suggestible, il faut être doué d'un état de faiblesse psychique congénitale qui coïncide du reste fréquemment avec des manifestations névropathiques plus ou moins caractérisées, ou des malformations physiques. N'est pas hypochondriaque qui veut, comme disait Lasègue.

Cette distinction nous permet d'éclairer la thérapeutique des maladies par imagination, des maladies suggérées.

Lorsqu'un de ces hypochondriaques, vésaniques atténués, auxquels on applique le plus communément le nom de *malades imaginaires*, vient implorer le secours de la médecine, sous prétexte qu'il s'agit de douleurs, de troubles subjectifs, que lui répond-on souvent ? « Ce n'est rien, un peu d'imagination, ne vous préoccupez pas, » et on lui donne négligemment un remède anodin. Ce malade, qui s'est suggéré une douleur, et qui en souffre réellement, acquiert la conviction que sa maladie n'est pas connue et qu'on ne peut rien pour lui. L'idée d'incurabilité devient d'autant plus intense qu'il a une plus haute opinion du savoir du médecin qu'il a consulté ; et ce malade par imagination, qui était venu avec une affection chronique, s'en va souvent incurable.

Les entrepreneurs de guérisons miraculeuses procèdent tout autrement. Ils ne nient pas la maladie, mais ils affirment qu'elle va guérir par l'action d'une puissance surhumaine. Ils agissent par suggestion, ils inculquent graduellement cette idée que la maladie peut guérir, le sujet s'en pénètre, se l'approprie ; quelquefois la guérison s'effectue en conséquence de la suggestion, et quand on dit que *c'est la foi qui sauve*, on ne fait qu'employer une expression rigoureusement scientifique. Il ne s'agit pas de nier ces *miracles*, mais d'en comprendre la genèse et d'apprendre à les imiter.

Ainsi, il n'existe pas de maladies imaginaires, mais il y a des maladies par imagination avec de véritables troubles fonctionnels. Ces troubles se développent sous l'influence d'une suggestion spontanée, accidentelle ou provoquée ; ils sont susceptibles de guérir en conséquence d'une autre suggestion opérant en sens inverse et d'égale intensité. Le *traitement moral* doit donc consister, non pas à nier la maladie, mais à affirmer qu'elle est susceptible de guérir, qu'elle commence à guérir, qu'elle va guérir tout à fait.

Lorsqu'un croyant associe la divinité à son idée de guérison, il s'habitue à l'attendre subite et complète, à l'occasion d'une manifestation religieuse déterminée : les choses se passent, en effet, souvent ainsi. C'est ce que nous avons vu, par exemple, à la Salpêtrière chez la célèbre Etcheverry, qui vit guérir tout à coup une hémiplégie avec contracture datant de 7 ans, à propos d'une cérémonie du *mois de Marie* : il ne lui resta qu'une certaine faiblesse du côté, qui disparut en peu de jours et que l'on peut expliquer par l'influence du défaut d'exercice si longtemps prolongé.

Lorsque, au contraire, un malade, atteint d'une affection d'origine psychique, s'adresse au médecin, celui-ci ne peut guère, sauf dans quelques circonstances exceptionnelles, lui inspirer confiance qu'en des moyens plus ou moins lents ; mais quels qu'ils soient, il faut les employer avec confiance et autorité. C'est un fait bien avéré, que, par l'hydrothérapie, certains médecins obtiennent, dans les affections hystériformes, des résultats plus rapides que d'autres, par ce seul fait qu'ils agissent en même temps par suggestion. On peut en dire autant du massage dans des circonstances analogues, etc.

Remarquons que la plupart des manifestations pathologiques qui guérissent sous l'influence des agents moraux, manifestations paralytiques, spasmodiques ou autres, rentrent dans le cadre des affections hystériformes. Il y a là un enseignement du plus haut intérêt pour l'étude de la genèse de ces accidents. Si, en effet, la pathogénie des paralysies psychiques a pu guider dans la direction du traitement rationnel ; on peut dire que, inversement, dans les phénomènes hystériques qui sont guéris par action morale, le mode de guérison peut nous diriger dans la recherche de la pathogénie : *Natu-ram morborum curationes ostendunt.*

Les accidents qui disparaissent sous une influence psychique ont nécessairement une origine psychique, consciente ou inconsciente. Si cette origine échappe dans la plupart des cas, c'est que la suggestion peut se produire par des procédés difficiles à apprécier. Car ce n'est pas seulement par une voix étrangère que la suggestion peut se produire, soit dans l'hypnotisme, soit dans l'état de veille, chez les sujets hypnotisables ou particulièrement excitables ; elle peut encore être déterminée par des actions très diverses sur chacun des sens, y compris le sens musculaire (1). Les sensations anormales locali-sées jouent le même rôle dans la production de certains phénomènes d'*hystérie locale.* La suggestion peut en-core être provoquée dans le sommeil naturel ; elle peut l'être encore dans le rêve.

S'il est facile de comprendre le mode de production de ces troubles dans leur ensemble, il est moins simple d'établir le *diagnostic psychogène* spécial, dans un cas donné. Or, c'est lorsque l'on connait bien le procédé pathogène que l'on a le plus de chances de diriger utilement les agents curatifs.

Dans beaucoup de circonstances, la suggestion peut

---

(1) Les expériences de Braid, et surtout celles de MM. Charcot et Richer, ont bien montré l'influence suggestive des attitudes et des mouvements dans l'hypnotisme ; mais il est intéressant de rap-peler une page de Gratiolet qui signale des faits du même ordre à l'état de veille, et en tire des conséquences dignes d'être dévelop-pées. « *Il n'est pas,* dit-il, *une seule pensée qui ne se traduise par un mouvement, par un geste, par une attitude involontai-re. — Réciproquement, une attitude imitée, sans idée préconçue, comme le font souvent les petits enfants, un geste sans in-tention, éveillent dans l'esprit certaines tendances corrélati-ves.* » (Lœuret et Gratiolet. — *Anatomie comparée du système nerveux,* t. II, p. 630).

constituer un agent thérapeutique précieux. A côté des paralysies et des spasmes d'origine psychique, il faut citer l'anorexie dite nerveuse ou hystérique qui peut être grandement influencée. Il faut bien reconnaitre une certaine valeur à plusieurs des faits de cet ordre rapportés par Braid (1), par Charpignon (2) et par Liébault (3), etc. Il est donc utile, dans ces cas, de rechercher les meilleures conditions de suggestibilité, de s'assurer si le sujet est hypnotisable ou particulièrement sensible à tel mode de suggestion que l'on mettra en usage avec confiance et autorité.

Il est à remarquer qu'un état névropathique ne s'improvise pas, celui qui en souffre ne l'a pas créé, il résulte le plus communément d'une dégénérescence héréditaire progressive et accumulée. Le sujet qu'il s'agit de traiter, n'est point dans sa famille un accident, ceux qui l'entourent pâtissent souvent de son mal à un certain degré : le névropathe vit dans une atmosphère de nervosité. Si la suggestion a joué un rôle dans le développement de l'affection actuelle, le traitement moral n'aura aucune action, parce que l'*idée pathogène* se trouve sans cesse cultivée dans ce milieu morbide. Ce traitement ne reprendra chance de succès que lorsqu'on aura eu recours à une mesure préalable d'hygiène morale, à l'*isolement* qui s'impose encore davantage dans les manifestations dites épidémiques de la suggestion.

Nous avons eu en vue surtout d'appeler l'attention sur le mode d'action du traitement moral, et sur le rôle que joue la suggestion. Il ne s'agit nullement d'innovation : quand on fait avaler certaines boulettes dites fulminan-

---

(1) Braid. — *Neurypnologie, Traité du sommeil nerveux ou hypnotique*, trad. Simon, 1883.

(2) Charpignon. — *Etudes sur la médecine animique et vitaliste*, 1864.

(3) Liébault. — *Du sommeil et des états analogues considérés surtout au point de vue de l'action du moral sur le physique*, 1866.

tes, c'est bien de la suggestion qu'on administre sous forme pilulaire, quand on injecte de l'eau claire sous la peau, on fait encore de la suggestion par la voie hypodermique. Et il convient de remarquer que nous ne préconisons cette *médecine d'imagination* que contre une catégorie de troubles bien déterminés, contre les troubles d'origine psychique ; qu'on ne nous accuse pas de prétendre tuer les microbes par la persuasion.

## II.

La découverte par Burq de l'action physiologique des
métaux appliqués sur les téguments, a conduit à étudier
le rôle de quelques autres agents tels que vésicatoires,
collodion, aimant, électricité faradique, vibrations du
diapason, etc. ; et on a bientôt reconnu que ces divers
agents avaient, relativement aux phénomènes hystériques, la même action que les applications métalliques.
Des effets analogues, produits par les excitations des
sens spéciaux (1) paraissent indiquer que tous ces
*esthésiogènes*, comme on les a appelés, agissent sur
les organes de la sensibilité générale ou spéciale.

Les phénomènes produits par ces différentes excitations chez les hystériques hémianesthésiques et hémi-
parétiques, sont constamment les mêmes, à des degrés
divers, même si on les applique sur le côté le moins
atteint (2), on observe une augmentation de la force
musculaire, et de la sensibilité générale et spéciale,
et, en outre, une augmentation de volume du membre,
c'est-à-dire un afflux de sang plus considérable (3), ren-

---

(1) *Bull., soc. biologie*, 1885, p. 692, ibid, 1886, pp. 389, 399, 429.

(2) Ch. Féré. *Transfert de la force musculaire chez les hystériques* (Bull., soc. biol, 1885, p. 590). — *Notes pour servir à
l'histoire de l'amblyopie hystérique* (Ibid. 1886, p. 389).

(3) Il résulte de mes recherches sur ce point que toutes les excitations périphériques, qu'elles portent sur les organes de la sensibilité générale ou sur ceux de la sensibilité spéciale, déterminent
d'abord une suractivité fonctionnelle, se traduisant, surtout du côté
excité, par une augmentation de la sensibilité générale et spéciale
et une augmentation parallèle de la force musculaire qui coïncident
avec une dilatation des vaisseaux périphériques se manifestant
par une augmentation de volume des membres. Les effets de l'excitation se manifestent d'abord et avec plus d'intensité sur l'organe
excité, et ils sont, jusqu'à une certaine limite, proportionnels à l'intensité et à la durée de l'excitation. Soit, par exemple, une hystérique avec hémianesthésie et hémiparésie prédominantes à gauche:
elle ne voit que le rouge de ce côté, et il ne lui manque que le violet

dant compte de l'élévation de la température et de la diminution de la résistance électrique.

D'autre part, après la renaissance de l'hypnotisme, sous l'impulsion des travaux de M. Charcot et de ses élèves, on reprit les anciennes expériences des magnétiseurs, dont la sincérité fut enfin reconnue sur beaucoup de points ; ce qui, la veille, paraissait indigne d'un examen scientifique, passa d'emblée à l'état de notion

---

à droite. On l'expose à la lumière rouge pendant quelques minutes : elle voit alors le violet de l'œil droit et sa sensibilité différentielle pour le rouge augmente à gauche ; en même temps l'acuité visuelle, le champ visuel et la sensibilité tégumentaire de l'œil s'accroissent ; si l'excitation est prolongée, la sensibilité des autres sens augmente de même, le transfert se fait, puis les oscillations consécutives, et en fin de compte il reste pour un temps une augmentation générale de la sensibilité et de puissance musculaire. On peut obtenir les mêmes effets, mais à des degrés moindres, avec l'orangé, le vert, etc., et avec les excitants des autres sens : une excitation modérée de l'ouïe ou de l'odorat, etc., produit exactement le même effet ; de même les excitants cutanés, chaleur, électricité, sinapismes, métaux, aimant, etc. ; en somme, l'organisme fait une application de la loi de l'équivalence des forces en réagissant de la même manière aux excitations par la lumière, le son, la chaleur, l'électricité, les vibrations mécaniques. Si l'excitation est trop intense, ou est prolongée suffisamment, au lieu d'une suractivité fonctionnelle générale, on produit la fatigue et l'épuisement ; ainsi les excitations fortes ou prolongées de la vue, de l'ouïe, du tact, etc., peuvent déterminer des paralysies, des anesthésies. Toutes les excitations dont on se sert pour produire le sommeil nerveux, sont capables à un degré moindre de déterminer sur une suractivité fonctionnelle : c'est précisément parce qu'elles produisent une suractivité, qu'elles sont capables d'amener l'épuisement. Ces observations se trouvent d'accord avec celles de Vintschgau et Dielt, qui ont constaté que l'usage de petites quantités de vin diminue le temps de réaction, tandis que de fortes doses l'augmentent : on peut voir le même phénomène se reproduire sous l'influence de doses croissantes d'éther. Bon nombre de ces phénomènes d'excitation et d'épuisement que je signale chez les hystériques, M. Brown-Séquard les produit sur les animaux, et on ne l'a pas encore accusé de faire de la suggestion. Ces modifications de la sensibilité sous l'influence de tous les excitants périphériques et de toutes leurs représentations mentales rendent compte des oscillations du temps de réaction suivant le moment ; et elles expliquent les différences que l'on remarque dans les différentes explorations de la sensibilité chez les hystériques, dont l'instabilité mentale est liée à une instabilité organique.

anciennement acquise. Dès que l'hypnotisme eut acquis droit de cité dans la science, on fit partout des expériences, et on vit même surgir un grand nombre d'observations anciennes qu'on avait prudemment mises en réserve.

Il fallait toutefois bien reconnaître la possibilité de la guérison de troubles névropathiques sous l'influence de la suggestion : L'observation célèbre de Russell Reynolds avait déjà montré, d'ailleurs, en dehors de tout sommeil hypnotique, le rôle de la suggestion dans le traitement de ce que cet auteur avait appelé les *paralysies par idée*.

Les faits de guérison par suggestion se sont multipliés, sont devenus d'observation vulgaire; et même le domaine de la thérapeutique suggestive paraît, comme dans les mains de Braid, sortir du domaine de la pathologie nerveuse : on a cité récemment des faits de guérison d'affections rhumatismales sur lesquels il est permis d'ailleurs de faire quelques réserves.

La valeur thérapeutique de la suggestion est même si bien établie dans certains esprits, qu'on en est arrivé à soutenir que c'est à elle qu'il faut attribuer le rôle des agents esthésiogènes ou dynamogènes que nous citions tout à l'heure. On en vient à nier la réalité du processus de la guérison par ces agents, du transfert, ce curieux phénomène, découvert par M. Gellé, et étudié tout d'abord par la Commission de la Société de biologie. M. Bernheim attribue aujourd'hui à la suggestion ce que M. Carpenter attribuait à l'*expectant attention* : les deux interprétations ne diffèrent guère, car nous verrons plus loin que la suggestion et l'attention sont deux processus psychologiques connexes.

Il me semble que, pour en être arrivé à attribuer à l'*idée* un rôle si important à l'exclusion des excitations périphériques, il faut considérer comme tout à fait faux le vieil adage : *Nihil est in intellectu quod non prius fuerit in sensu*. Or, une démonstration ne serait pas superflue, car cette formule ne me parait pas démodée ; M. Wundt dit encore, non sans bonnes raisons : « Nulle part on ne peut démontrer que, dans la conscience, les représentations naissent sans excitation sensorielle antérieure. » Il nous sera peut-être possible de démontrer que c'est précisément parce qu'elle détermine dans les centres nerveux de certains sujets les mêmes modifications dynamiques, que la suggestion est capable de produire tous les phénomènes qui résultent des excitations périphériques.

Mais, avant de tenter une étude physiologique de la médecine d'imagination, il est nécessaire d'établir une distinction.

Tout ce qui provoque une idée ou une représentation mentale capable de faire cesser un trouble fonctionnel constitue un élément de la thérapeutique suggestive ; les agents de la médecine d'imagination sont exclusivement des *images*, des représentations de mouvements ou de sensations. Dans le précédent paragraphe, j'insistais sur la nécessité d'établir le diagnostic psychogène avant d'entreprendre la thérapeutique suggestive qui consiste à substituer à l'idée qui a déterminé un trouble fonctionnel, une idée adverse qui aura pour conséquence de faire cesser ce trouble : lorsqu'on a reconnu qu'un délire est la conséquence d'une hallucination, il faut agir sur l'hallucination par le procédé inverse qu'on emploierait pour la faire naitre, par une suggestion négative. L'observation nous montre que l'idée pathogène peut prendre naissance pendant la veille, mais qu'elle est en général renforcée par le rêve du sommeil naturel ; on la provoque avec la plus grande facilité dans le sommeil artificiel. De même l'idée curative.

Si certaines formes de sommeil peuvent être utilisées avec plus de succès pour la suggestion thérapeutique, cela tient précisément à ce que les sujets qui sont susceptibles de le présenter, ont une sensibilité plus vive à toutes les excitations, des représentations mentales plus fortes, des rappels de sensation ou de mouvement plus précis; c'est en un mot que les sujets ainsi préparés *imaginent* avec plus d'intensité.

La *médecine d'imagination*, ainsi comprise, se distingue de la *thérapeutique hypnotique*, dans laquelle le sommeil artificiel est lui-même l'agent curatif de quelque façon d'ailleurs qu'il ait été produit. On a quelquefois confondu, et bien à tort, ces deux procédés thérapeutiques, le sommeil provoqué et la suggestion (1). Ils sont loin d'avoir la même valeur.

---

(1) Grasset. *Du sommeil provoqué comme agent thérapeutique (thérapeutique suggestive) (Semaine médicale,* 1886, p. 205).

## III.

Le sommeil artificiel, qu'il soit provoqué par des agents médicamenteux ou par les différents procédés d'épuisement nerveux qui amènent les sommeils hypnotiques, n'a souvent qu'une action suspensive et momentanée sur les troubles fonctionnels, névralgies, contractures, etc., etc.; mais à lui seul, il amène rarement la disparition complète des phénomènes, s'ils ne sont pas essentiellement fugitifs de leur nature. Dans certains cas, par exemple, il semble que la morphine ne fasse qu'entretenir la cause de l'irritation douloureuse. Il en est souvent de même pour le sommeil nerveux; et il ne faut pas ignorer que, dans bon nombre de circonstances, ce sommeil, tout comme les autres sommeils artificiels provoqués par le chloroforme, la morphine, etc., est capable de déterminer des accidents névropathiques jusqu'alors inconnus du sujet. Beaucoup d'hystériques étaient prises d'accidents convulsifs autour du baquet de Mesmer, et beaucoup de magnétiseurs ont provoqué des attaques de contracture que quelques-uns ont prises pour de la catalepsie. Cette notion n'est pas à dédaigner; elle doit faire garder une certaine réserve dans l'usage du sommeil nerveux en thérapeutique : un médecin voulant guérir une névralgie intercostale par la méthode hypnotique, vit se développer une contracture presque générale qui dura plusieurs semaines.

En général, on peut dire qu'il ne faut recourir au sommeil nerveux que lorsque les sujets offrent des troubles qui ont résisté aux moyens thérapeutiques ordinaires ou qui, du moins, nécessitent une intervention énergique; car si les manœuvres hypnotiques sont souvent inoffensives, il peut en être autrement. La prohibition des démonstrations publiques provoquée en Italie par le corps médical paraît avoir été motivée par

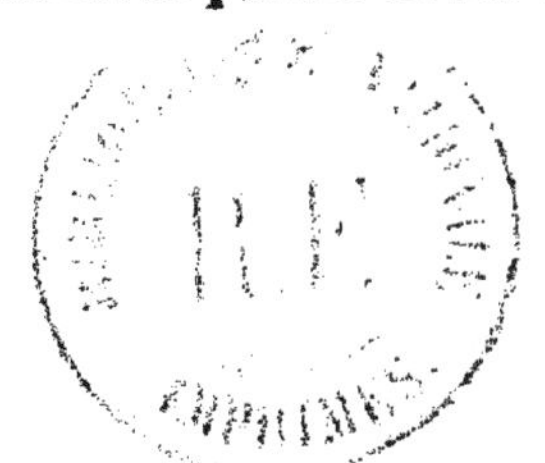

2

des troubles nerveux ou mentaux survenus à la suite des manœuvres hypnotiques d'un charlatan, auquel il faut reconnaître une certaine expérience (1). Enfin, il est prudent de ne provoquer le sommeil qu'en présence d'une ou de plusieurs personnes : en effet, on ne peut pas prévoir dans quel état sera plongé le sujet ; quelques-uns sont éminemment suggestibles par les gestes, les odeurs, etc., d'autres offrent des *zones idéogènes* multiples, des *zones érogènes* dont le moindre contact peut avoir les effets les plus compromettants s'il reste au réveil quelque trace du délire provoqué par ces irritations.

Toutefois, chez les hystériques caractérisées, à manifestations convulsives intenses, chez lesquelles par conséquent le sommeil provoqué ne peut guère déterminer que des accidents qui existent déjà, il est avéré que le nombre et l'intensité des attaques peuvent être grandement atténués par les manœuvres hypnotiques : plusieurs hystériques de la Salpêtrière, entrées pour des attaques, n'en ont jamais tant qu'elles sont soumises au sommeil hypnotique, en dehors de toute suggestion. Il est du reste possible de démontrer chez bon nombre de sujets, que la production du sommeil nerveux s'accompagne constamment d'une décharge musculaire (2) qui peut rendre compte de l'épuisement de l'hyperexcitabilité morbide, et faire rapprocher le sommeil hypnotique du sommeil naturel qui résulteraient l'un et l'autre de l'épuisement nerveux (3).

---

(1) Autant que j'ai pu voir, les suggestions à l'état de veille impressionnent plus déplorablement le sujet que les suggestions dans le sommeil somnambulique ; ce qui peut s'interpréter par ce fait que l'individu somnambulisé est une autre personne dans cet état, et qu'il n'a en général au réveil aucun souvenir de ce qui s'est passé.

(2) La contraction musculaire et le relâchement qui lui succède coïncident avec une augmentation de volume des membres suivie d'une rétraction d'autant plus grande que l'augmentation a été plus considérable.

(3) *Bull. soc. biologie*, 1886, pages 178, 195, 220, 389 ; *Revue philosophique*, juillet, 1886. — Les sommeils médicamenteux sont souvent précédés d'une période appréciable d'excitation ou d'eu-

Il faut remarquer d'ailleurs qu' quelquefois le sommeil nerveux a quelque chose de plus qu'une simple action hypnotique : chez les magnétiseurs le sujet sait, lorsqu'on l'endort, que les manœuvres auxquelles on se livre, ont un but thérapeutique ; et, dans quelques cas, le sommeil provoqué peut être considéré comme appartenant à la médecine d'imagination : que la suggestion soit l'œuvre du malade ou celle du médecin, elle n'en existe pas moins.

Nous nous arrêterons plus longuement sur la médecine d'imagination proprement dite ou thérapeutique suggestive.

---

phorie. On a constaté que, sous l'influence de l'injection de morphine, il se produit d'abord une diminution du temps de réaction, puis une augmentation.

IV.

Quant à la thérapeutique suggestive, à la médecine d'imagination proprement dite, telle que nous l'avons définie tout à l'heure, son rôle est beaucoup plus actif et plus étendu : son action s'exerce en effet pendant la veille aussi bien que pendant le sommeil naturel ou pendant le sommeil provoqué, puisque certains sujets sont susceptibles, dans ces divers états, de se laisser imposer des images de sensations ou de mouvements extrêmement intenses.

En montrant que le phénomène de la suggestion n'est pas en dehors des lois de la physiologie, nous espérons encourager son étude.

Le processus psychologique de la *suggestion* me parait capable d'être éclairé par l'étude d'un autre phénomène sur lequel je m'arrêterai un instant : Je veux parler de l'attention, qui consiste dans la représentation mentale plus ou moins vague ou précise de qui va arriver. Fechner a fait remarquer que, lorsque l'attention se porte vers des impressions sensorielles externes, nous sentons une tension dans les organes sensoriels correspondants. Cette sensation est justifiée par les expériences relatives au volume des membres; nous avons vu qu'elle accompagne toutes les représentations mentales. A l'augmentation de la quantité de sang dans l'organe, correspond une augmentation de sa motilité et de sa sensibilité. Sous l'influence de l'attention, de la représentation mentale antérieure, l'effort musculaire devient plus énergique et la sensibilité est augmentée proportionnellement, comme le montrent un certain nombre de faits bien observés, dont nous ne rappellerons que les plus importants : — La perception d'une impression est facilitée si elle est précédée d'un signal quelcon-

que qui détermine d'avance le temps de son entrée ; —
le temps de réaction diminue à mesure que croit l'inter-
valle qui sépare le signal de l'excitation ; — si l'inter-
valle reste le même, le temps de réaction se raccourcit
à mesure que les expériences se répètent ; les premières
excitations ont pour effet de favoriser la représentation
mentale. Quand un bruit attendu vient frapper notre
oreille, cette impression sonore n'est en réalité que le
renforcement d'une représentation interne préexistante,
et d'autant mieux caractérisée que l'excitation qu'elle
représente est plus récente ; nous en arrivons à comprendre facilement comment, par l'exercice, l'attention
s'adapte pour une perception donnée. — Inversement, le
temps de réaction est augmenté si les excitations qui se
succèdent sont tellement variées que le sujet ne peut s'en
faire d'avance aucune représentation précise ; à plus
forte raison, lorsqu'elles sont complètement inatten-
dues. Aussi les aliénés, chez lesquels un grand nombre
de représentations mentales différentes se succèdent ra-
pidement, sont-ils incapables de tendre leur attention
vers les excitations extérieures. — En dehors de la volonté, la répétition d'une excitation, en amenant une
sorte de congestion de l'organe avec suractivité fonctionnelle, produit même au-dessous de la limite de la
conscience une sorte d'attention passive ; après une série
d'excitations de même intensité, dont les premières n'é-
taient pas senties, la sensibilité finit par s'éveiller, et la
perception devient nette quand tout à l'heure elle fai-
sait complètement défaut. Le nouveau-né doit avoir
éprouvé un certain nombre d'excitations avant que son
attention ne s'éveille. Si les excitations antérieures favo-
risent l'attention, il en est de même de la mémoire, qui
n'est qu'une aptitude générale au renouvellement des
représentations (Wundt). — Quand la représention de
ce qui doit arriver, quand l'attention est suffisamment
intense, le temps de réaction peut être nul ou même
négatif, c'est-à-dire que la réaction précède l'excitation,

c'est ce que l'on voit surtout lorsque le temps de l'excitation est exactement connue longtemps d'avance.

Nous en sommes donc arrivés au point où l'attention forte ou une représentation mentale intense est capable de déterminer une réaction en dehors de toute excitation. Mais qu'est-ce donc que la suggestion, si ce n'est une attention imposée, si ce n'est une représentation mentale provoquée ? Il n'y a donc pas lieu d'être très surpris de voir se produire chez des sujets prédisposés, sous l'influence de la suggestion, des phénomènes qui se produisent chez des sujets normaux sous l'influence de l'attention.

En ce qui concerne les phénomènes moteurs, l'influence de la suggestion est des plus marquées dans ces divers états chez certaines hystériques ; nos recherches dynamométriques démontrent en effet d'une manière très nette sur ces sujets que l'idée du mouvement, c'est le mouvement qui commence et que le renforcement de la représentation mentale d'un mouvement est capable d'augmenter l'énergie de ce mouvement (1). Il est certain que le sommeil nerveux favorise les effets de la suggestion, mais il n'est pas indispensable à leur production.

Il est vraisemblable que les troubles moteurs, dits psychiques résultent d'une modification dynamique de la circulation cérébrale que certaines excitations périphériques ou leur représentation mentale spontanée ou provoquée (suggestion) peuvent faire cesser. En effet, les observations qui ont été faites sur les sujets, dont le cerveau était dénudé par des pertes de substance du crâne, et en particulier celle de M. Mosso, que sous l'influence de toute opération psychique, de toute excitation périphérique, les vaisseaux du cerveau se dilatent. D'autre part, les recherches de thermométrie céré-

_______

(1) *Bull. Soc. de Biologie*, 1885, passim ; — *Revue philosophique*, octobre 1885, mars et juillet 1886.

brale entreprises par Broca, par M. Amidon, etc., semblent aussi indiquer que les mouvements volontaires d'un membre ou d'un groupe musculaire entraînent un échauffement d'une certaine région correspondante de l'hémisphère cérébral du côté opposé. Réciproquement, l'activité des centres cérébraux paraît s'accompagner de modifications importantes des organes périphériques qui sont en connexion avec eux; ainsi nous avons montré par des expériences d'un autre ordre, que l'on peut augmenter la puissance motrice d'un membre, en même temps que sa sensibilité et son volume : 1° par des excitations périphériques portant, soit sur la sensibilité générale, soit sur la sensibilité spéciale (surtout du côté correspondant au membre exploré); 2° par des mouvements actifs ou passifs de ce membre; 3° par des mouvements actifs ou passifs d'un autre membre (et surtout de l'autre membre du même côté) ; 4° par une excitation psychique générale (travail intellectuel) ; 5° par des représentations mentales des actes précédents provoquées par la suggestion. Si nous considérons que toutes ces circonstances qui amènent un changement dynamique avec exagération de la fonction dans les membres s'accompagnent de la même augmentation de volume, c'est-à-dire du même accroissement d'afflux sanguin, nous pouvons soupçonner qu'elles déterminent dans le cerveau aussi des modifications circulatoires concordantes (1). Si les images provoquent

---

(1) L'activité des centres psycho-moteurs s'accompagne d'une sorte d'érection des membres, qui n'est en somme que la réduction du phénomène que nous voyons se passer du côté des organes érectiles en rapport avec les centres génitaux. — M. Mosso eut dû être arrêté dans la construction de sa théorie du balancement entre la circulation cérébrale et la circulation périphérique par le phénomène de l'érection qui se produit à l'état physiologique en dehors de toute excitation périphérique sous la seule influence de représentations mentales, tellement que certains sujets sont capables de produire à *volonté* le spasme cynique : on a pu voir il y a quelques années dans plusieurs cercles de Paris un individu qui exhibait ses organes génitaux, et sans aucun contact, coram po-

les mêmes modifications dynamiques que les excitations ou les mouvements, c'est qu'elles en sont la représentation exacte, la fidèle reproduction. La destruction des images ou des excitants normaux ne peut amener la perte de la fonction que si elle produit en même temps une diminution de l'afflux sanguin dans le membre et vraisemblablement un trouble corrélatif dans la circulation cérébrale (1).

Il semble donc que les mouvements volontaires ne puissent s'exécuter que dans certaines conditions de la circulation cérébrale. Or, dès que nous savons que certaines excitations périphériques sont capables de reproduire ces conditions, nous comprenons comment les agents connus sous les noms d'esthésiogènes ou de dynamogènes, et qui ne sont en réalité que des irritants périphériques, sont susceptibles de ramener le mouvement dans les parties qui l'avaient perdu, comment les mouvements passifs peuvent agir de même, comment enfin la provocation d'une image motrice qui, elle aussi, ne se produit que concurremment à une modification de circulation cérébrale, est capable de rétablir les fonctions motrices.

La suggestion peut s'exercer soit par la parole, soit par le geste. Un des meilleurs procédés que je recommande pour rappeler les images motrices dans les paralysies psychiques unilatérales, consiste à faire exécuter, tout en fixant l'attention sur le côté malade, le mouve-

---

*pulo*, amenait l'érection et l'éjaculation par une véritable masturbation psychique. — D'autres faits non moins bien acquis et relatifs à la physiologie des muscles sont en contradiction avec la théorie de M. Mosso. — L'augmentation de volume des organes sous l'influence de la mise en activité de leurs centres cérébraux qui m'est démontrée par de nombreuses expériences sur des sujets très divers est capable de rendre compte des modifications de circulation plus caractérisés qui amènent des exsudations sanguines (*stigmates*) ou séreuses (*vésication*, *brûlure* suggestive), des gonflements localisés du sein (Dumontpallier), de la thyroïde (Luys). *Bull. soc. de Biologie*, 7 août 1886.)

(1) *Bull. soc. Biol.*, 1886, p. 399.

ment du membre perdu avec le membre resté sain ; on sait que chez les hémiplégiques à lésion matérielle cette manœuvre provoque souvent des mouvements associés du côté paralysé ; chez les suggestibles, le phénomène peut s'exagérer jusqu'à la guérison de la paralysie.

Cette explication physiologique de la suggestion relative aux phénomènes moteurs plus accessibles à l'analyse, peut s'appliquer sans modification aux phénomènes sensitifs et sensoriels, et conséquemment aux phénomènes psychiques en général.

Nous insisterons cependant d'une façon particulière sur le rôle relatif de la suggestion dans les troubles mentaux.

# V.

Ce sont surtout les troubles mentaux qui ont fait le sujet des tentatives de thérapeutique suggestive les plus récentes et les plus remarquées, parmi lesquelles nous devrons citer principalement celles de MM. Auguste Voisin, Séglas, Lombroso.

Il n'est pas sans intérêt de montrer comment encore, dans cet ordre de faits, le diagnostic psychogénique peut guider la thérapeutique. L'évolution de certains délires peut éclairer le rôle curatif de la suggestion.

L'étude du délire alcoolique nous présente à cet égard bon nombre de faits importants qui peuvent servir de guide. On sait que les habitudes du sujet jouent un rôle considérable dans la détermination de la forme des manifestations délirantes des alcooliques ; on dit, à juste raison, que leur délire est un délire professionnel. D'autre part, Lasègue a bien mis en lumière ce fait que l'alcoolique, après avoir eu pendant plusieurs nuits son sommeil troublé par des rêves professionnels ou terrifiants, commence un délire nocturne sur le même thème ; puis enfin le délire nocturne se prolonge dans le jour. C'est cette marche qui a fait dire à Lasègue que le délire alcoolique n'est pas un délire, mais un rêve ; on peut la retrouver dans toutes les formes du délire alcoolique, même dans cette manifestation aiguë de l'alcoolisme chronique que l'on désigne sous le nom de delirium tremens.

Mais ces caractères ne sont pas exclusifs au délire alcoolique, on peut les retrouver dans le délire hystérique et même dans d'autres délires vésaniques. Ainsi :

I. Mᵐᵉ C... est une hystérique officielle avec hémianesthésie et ovarie, grandes attaques convulsives. Vers la fin de sa grossesse, on lui annonce qu'une de ses cousines a succombé dans le cours d'une folie puerpérale. La première nuit, le souvenir vient se renforcer dans un rêve; les nuits suivantes les images prennent dans le rêve une intensité croissante en arrivant à persister après le réveil; et enfin elles persistent en plein jour; le délire est constitué : elle voit et entend la morte, lui parle, etc., etc.

II. Mᵐᵉ N., 31 ans, présente des stigmates permanents d'hystérie, une hémianesthésie bien caractérisée. Elle a épousé un de ses cousins, qui s'est suicidé en se jetant dans son puits le 13 septembre 1885. Elle fut fort attristée, resta sombre pendant plusieurs semaines, mais sans troubles caractérisés. Le 1ᵉʳ décembre, à la suite d'une contrariété, elle dit : « C'est à se jeter dans le puits ». Elle est frappée du son de ce mot; et, à partir de ce moment, elle a la formule du délire qui va se développer. La nuit suivante, elle a un cauchemar où figure le puits; le cauchemar se répète avec plus d'intensité plusieurs nuits, finit par persister dans la période intermédiaire entre le sommeil et le réveil; enfin, l'idée du puits persiste pendant le jour : elle pense sans cesse à s'y jeter. Peu à peu, on voit se développer des hallucinations corrélatives; elle voit des puits partout; elle sent des mains qui la poussent vers le puits; elle entend des voix qui lui disent : « Tu ne mourras que dans ce puits. » Si elle voit le vrai puits, les idées redoublent d'intensité. Elle ne veut pas déshonorer sa famille par un nouveau suicide de ce genre : elle s'expose au froid dans la neige, dans l'espoir de prendre une fluxion de poitrine, etc.

III. Mᵐᵉ C. appartient à une famille d'aliénés, elle a toujours eu des irrégularités de caractère. Elle a reçu une instruction littéraire et artistique assez soignée; mais elle s'exagère considérablement sa valeur. Elle a depuis longtemps traité avec un certain mépris son mari qui se contente de fort bien mener ses affaires commerciales; peu à peu elle s'est éloignée de lui tout en vivant sous le même toit, en accord apparent. Une nuit elle réveille la maison par ses cris, elle avait eu un cauchemar, dans lequel elle avait vu son mari, absent de la maison, se précipiter sur elle avec violence. Le cauchemar se répète pendant plusieurs nuits. Au retour du mari, elle ne peut plus tolérer sa présence et au bout de peu de temps cette répulsion s'étend successivement à son père et à tous les hommes, etc.

IV. Mˡˡᵉ M. a 38 ans, c'est une dégénérée, bien caractérisée tant au point de vue somatique qu'au point de vue psychique, elle a eu des tics convulsifs, des exclamations spasmodiques, des phénomènes impulsifs divers, des accès d'excitation maniaque.

A la suite d'une période de calme, elle commençait à s'attrister depuis plusieurs jours, lorsqu'une nuit, elle se réveille en sursaut, elle appelle sa mère prétendant qu'on venait d'enfoncer la porte, et qu'elle avait entendu marcher dans l'appartement. Toute vérification faite, on ne trouva rien d'inquiétant dans la maison ; mais M⁰ M., ne peut se rendormir qu'au jour. Le lendemain l'hallucination de l'ouïe persistait, elle avait sans cesse l'oreille tendue, et regardait les portes avec défiance ; la nuit suivante le cauchemar se reproduit avec plus d'intensité, la malade se lève affolée, et se précipite à la fenêtre. A partir de ce moment, on voit se développer une forme de délire de persécution qui persiste plusieurs mois.

V. M⁰ A., a 18 ans, elle appartient à une famille de névropathes sans caractères accentués. Elle ne présente pas d'accidents hystériques, mais est très exaltée, et se fait une idée tout à fait hyperbolique de sa valeur intellectuelle : ces particularités de son caractère lui ont déjà fait commettre un certain nombre d'actes au moins déplacés. Ses fonctions organiques s'accomplissaient d'ordinaire régulièrement, son appétit était excellent : un matin elle refuse la viande qu'on lui présente à déjeuner et raconte que la nuit elle a rêvé qu'elle vomissait à la suite d'un repas trop copieux. Tel a été le début d'un accès de sitiophobie qui a duré quatre mois et a laissé après lui une anorexie nerveuse permanente. Les bizarreries de caractère se sont du reste accentuées chez cette jeune fille qui ne paraît pas avoir terminé sa carrière de vésanique.

Quelques-uns de ces faits établissent bien le rôle des circonstances extérieures dans la détermination de la forme du délire et dans son renforcement, et par conséquent la valeur du changement de milieu dans le traitement.

Il est inutile de multiplier les exemples qui montrent le rôle du rêve dans le développement du délire. Il semble que les représentations mentales qui surviennent pendant le sommeil se trouvent renforcées en raison de leur isolement ; les préoccupations de la veille se gonflent pendant cet état jusqu'à se déformer. L'intensité des représentations du rêve et des représentations de la veille semble en rapport inverse de la sensibilité aux excitants extérieurs dans ces deux états. Chez bon nombre de sujets, ces représentations du rêve persistent dans l'état intermédiaire au sommeil et à la veille, et ne disparaissent que lorsque les yeux sont ouverts ; chez quelques-uns, ils persistent plus longtemps, ou peuvent se reproduire dans le jour, à propos d'une excitation périphérique qui a quelque rapport avec le rêve. Chez d'autres, enfin, plus avancés dans la hiérarchie pathologique, ces représentations prennent assez de durée et d'intensité pour s'imposer à la conscience d'une manière permanente, et servir de base à un délire (1).

L'exagération de la réceptivité mentale dans le sommeil est encore manifestée par la possibilité, chez certains névropathes en particulier, de faire obéir à un ordre qui fût sûrement resté sans effet à l'état de veille, en répétant l'injonction pendant le sommeil naturel pendant plusieurs nuits de suite.

D'ailleurs, chez beaucoup de sujets normaux, le sommeil sert en quelque sorte de caisse de résonnance aux excitations perçues pendant la veille ; c'est ainsi que, chez beaucoup d'enfants, le souvenir des choses apprises le soir, est rendu plus actif par cette sorte de mérycisme nocturne.

Le sommeil nerveux, l'état de somnambulisme qui, à des degrés faibles, se confond avec le sommeil naturel, offre une exaspération de cette réceptivité du sommeil normal. Les somnambules acceptent encore plus facilement les images qu'on évoque dans leur esprit et réagissent plus sûrement et plus promptement aux excitations suggérées. C'est grâce à cette circonstance, que le sommeil provoqué constitue un véhicule précieux pour

---

(1) Ce n'est pas seulement dans la pathogénie des délires et surtout des délires hystériques que le rêve joue un rôle important, c'est encore dans la production des paralysies dites psychiques. Un fait de ce genre que je rapporterai prochainement montrera comment les paralysies psychiques peuvent être rattachées à l'épuisement tout comme les paralysies dites par inhibition. (Voir *Bull. soc. Biol.*, 1886, p. 178, 195, 220, 287.)

l'administration des idées curatives : il permet d'économiser les doses de suggestion ; mais il n'est pas indispensable, et la médecine d'imagination peut s'exercer sans son secours, comme le montre le fait de Russell Reynolds et beaucoup d'autres observés depuis.

En somme, la valeur thérapeutique de la suggestion a pour base la réceptivité mentale, surtout exagérée dans le sommeil hypnotique.

Cette réceptivité mentale exagérée n'est pas d'ailleurs exclusive au sommeil nerveux. Ce n'est pas une exception absolue en psychologie morbide ; et on peut dire que, dans l'hystérie, elle est pour ainsi dire la règle (1).

Certaines substances médicamenteuses ou toxiques

---

(1) Chez les hystériques, les représentations de la mémoire se transforment très facilement en hallucinations, et ces hallucinations jouent souvent un rôle important dans la production des attaques convulsives. Ainsi, X..., âgée de 15 ans, a eu sa première attaque à 12 ans, à la vue d'un pendu qu'elle trouva dans une cave : toutes les attaques qui se produisent depuis lors sont précédées d'une série d'hallucinations visuelles où figurent : d'abord le pendu, puis des voleurs qui avaient voulu s'introduire dans sa maison un an avant la scène de la cave, puis enfin des hommes qui, quand elle avait 7 ou 8 ans, ont fait sur elle une tentative qu'elle ne peut ou ne veut pas expliquer. Il est vraisemblable que si on arrive à supprimer l'hallucination principale, en modifiant le souvenir du pendu, on fera disparaître les attaques. — On serait autorisé à faire la même tentative sur des épileptiques, dont les attaques auraient pour point de départ des hallucinations ou des rêves effrayants.

Ce fait, d'ailleurs, est intéressant à d'autres points de vue : il nous montre, en effet, que le dernier choc a réveillé la représentation des chocs antérieurs. Ce phénomène n'est pas sans analogues ; si on expose un œil à la lumière trop vive du soleil et qu'on arrive à produire consécutivement un scotome dans un point du champ visuel, ce scotome s'efface au bout de quelques minutes ; mais il reparaît si, en exposant un autre point de la rétine à la même excitation, on arrive à développer un nouveau scotome. — Ces exemples qu'on pourrait facilement multiplier, font bien comprendre le rôle des excitations similaires dans le développement de rappels de sensations, d'émotions ou d'épuisements, etc. ; et s'ils peuvent être utiles pour l'étude de la physiologie de l'association des idées, ils ne le sont pas moins pour montrer l'utilité du changement de milieu dans le traitement de l'hystérie et des vésanies.

peuvent la déterminer. Il est possible, dans le sommeil chloroformique, de provoquer des suggestions persistantes ; et tout le monde sait que chez un sujet chloroformisé, une excitation périphérique peut déterminer des rêves dans le sommeil persistant au réveil. C'est ainsi qu'on a vu des opérateurs accusés, malgré l'impossibilité matérielle, d'attentats divers sur leurs malades. Le haschich, la morphine, créent quelquefois cette même réceptivité morbide. Il en est de même de l'alcool; Lasègue insistait avec beaucoup de raison sur ce fait que l'on peut réveiller l'alcoolique de son délire en l'interpellant brusquement et en obtenir une réponse correcte au milieu de divagations incohérentes; en procédant de la même manière, on peut lui suggérer des hallucinations différentes de celles qu'il présente ordinairement et modifier un instant au moins son délire.

En somme, la suggestion dans le somnambulisme, la suggestion à l'état de veille chez certains sujets, ne constitue pas un phénomène exceptionnel : la psychologie morbide nous en fournit des exemples grossiers. D'autre part, l'étude psycho-physiologique de ce phénomène nous montre qu'il est très voisin d'un autre phénomène physiologique plus connu, l'attention, et qu'il s'accompagne des mêmes modifications dynamiques. La suggestion n'est pas une pratique mystique, c'est un phénomène physiologique que l'on est en droit de provoquer dans un but thérapeutique, sous sa responsabilité, comme tout autre phénomène physiologique. Elle peut particulièrement être utilisée dans les conditions où on la voit se produire pour ainsi dire accidentellement, et il est rationnel de la diriger en sens inverse quand on l'a vue produire un trouble morbide. D'ailleurs, a défaut de bonnes raisons, l'observation prouve qu'elle est capable de rendre des services dans bon nombre de cas de paralysies, de contractures hystériques, de spasmes, de chorée de même nature. Les succès obtenus jusqu'à présent par le même procédé dans les troubles mentaux, paraissent aussi se rapporter exclusivement à l'hystérie : M. Voisin a annoncé que les bons effets de la suggestion peuvent s'observer sur d'autres terrains vésaniques ; mais jusqu'à présent, il n'est pas arrivé, il me semble, à démontrer que ses sujets fussent complètement exempts de stigmates hystériques.

Je ne veux pas dire qu'il n'y ait que les hystériques capables d'éprouver les bons effets de la suggestion : les limites de l'hystérie ne sont pas d'ailleurs tellement précises. Peut-être les maladies à lésion peuvent-elles être soulagées dans une certaine mesure ; mais pour entraîner la conviction des sceptiques sur ce point, il faudra d'autres observations que celles que M. Bernheim nous rapporte avec le diagnostic de « myélite rhumatismale diffuse subaiguë des cordons antérieurs (1). »

---

(1) Bernheim. *De la suggestion et de ses applications à la thérapeutique*, 1886, p. 272.

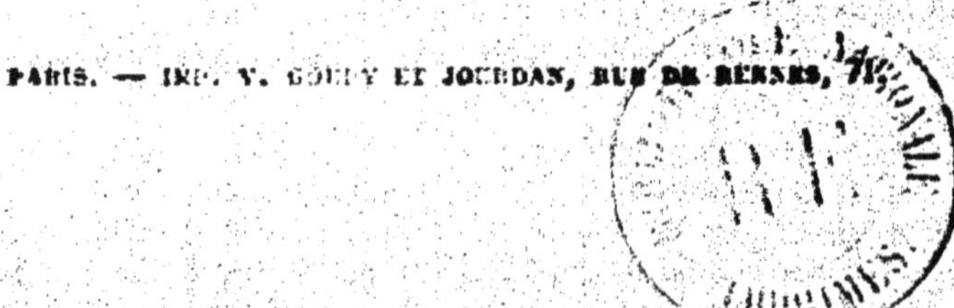

PARIS. — IMP. V. GOUPY ET JOURDAN, RUE DE RENNES, 71.

www.ingramcontent.com/pod-product-compliance
Ingram Content Group UK Ltd.
Pitfield, Milton Keynes, MK11 3LW, UK
UKHW021158140726
13695UKWH00005B/2209